I0190326

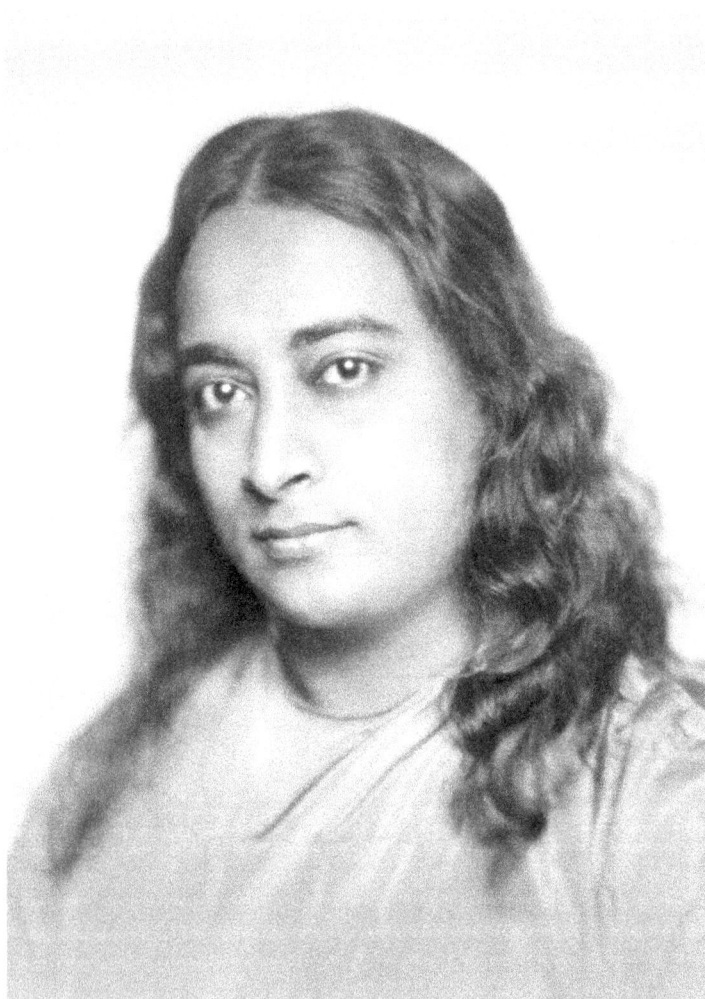

ΠΑΡΑΜΑΧΑΝΣΑ ΓΙΟΓΚΑΝΑΝΤΑ
(1893 – 1952)

ΠΩΣ ΜΠΟΡΕΙΤΕ ΝΑ ΜΙΛΑΤΕ ΜΕ ΤΟΝ ΘΕΟ

από τον

ΠΑΡΑΜΑΧΑΝΣΑ ΓΙΟΓΚΑΝΑΝΤΑ

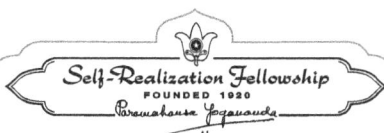

Self-Realization Fellowship
FOUNDED 1920
Paramahansa Yogananda

ΣΧΕΤΙΚΑ Μ' ΑΥΤΟ ΤΟ ΒΙΒΛΙΟ: Το *Πώς Μπορείτε να Μιλάτε με τον Θεό* σταχυολογήθηκε από δύο ομιλίες του Παραμαχάνσα Γιογκανάντα το 1944 στους ναούς του Self-Realization Fellowship τους οποίους ίδρυσε στο Σαν Ντιέγκο και στο Χόλυγουντ, όπου ήταν έθιμό του να μιλά εναλλακτικά τις Κυριακές. Συχνά, αφού μιλούσε για κάποιο θέμα στον έναν ναό, μιλούσε την επόμενη Κυριακή στον άλλον, αναφέροντας διαφορετικές πλευρές του ίδιου θέματος της προηγούμενης εβδομάδας. Οι ομιλίες του ανά τα χρόνια καταγράφηκαν στενογραφικά από μία από τις αρχικές και στενότερες μαθήτριές του, τη Σρι Ντάγια Μάτα (πρόεδρο του Self-Realization Fellowship από το 1955 ως το 2010 που πέθανε). Το «*Πώς Μπορείτε να Μιλάτε με τον Θεό*» δημοσιεύθηκε για πρώτη φορά το 1957 και μεταφράστηκε στα Φιλανδικά, στα Γαλλικά, στα Γερμανικά, στα Ελληνικά, στα Ιταλικά, στα Πολωνικά, στα Πορτογαλικά, στα Ισπανικά και στα Σουηδικά.

Αρχικός τίτλος στα Αγγλικά που δημοσιεύθηκε από το
Self-Realization Fellowship, Λος Άντζελες (Καλιφόρνια):
How You Can Talk With God

ISBN-13: 978-0-87612-156-6
ISBN-10: 0-87612-156-3

Μεταφρασμένο στα Ελληνικά από το Self-Realization Fellowship
Copyright © 2014 Self-Realization Fellowship

Εξουσιοδοτημένη έκδοση από το Συμβούλιο Διεθνών
Εκδόσεων του Self-Realization Fellowship

Το όνομα και το έμβλημα του *Self-Realization Fellowship* (που φαίνονται παραπάνω) υπάρχουν σε όλα τα βιβλία, καταγραφές και άλλες δημοσιεύσεις του SRF, διαβεβαιώνοντας τον αναγνώστη ότι ένα έργο προέρχεται από την κοινότητα που ίδρυσε ο Παραμαχάνσα Γιογκανάντα και μεταβιβάζει πιστά τις διδασκαλίες του.

Πρώτη έκδοση στα Ελληνικά από το *Self-Realization Fellowship*, 2014
First edition in Greek from Self-Realization Fellowship, 2014

Αυτή η τύπωση 2014
This printing 2014

ISBN-13: 978-0-87612-579-3
ISBN-10: 0-87612- 579-8

1415-J1658

Η δόξα του Θεού είναι μεγάλη. Είναι πραγματικός και μπορείτε να Τον βρείτε. [...] Σιωπηλά και σίγουρα, καθώς πορεύεστε στο μονοπάτι της ζωής, πρέπει να φτάσετε στη συνειδητοποίηση ότι ο Θεός είναι το μόνο πράγμα, ο μοναδικός στόχος που θα σας ικανοποιήσει· διότι στον Θεό βρίσκεται η απάντηση για κάθε επιθυμία της καρδιάς.

– Παραμαχάνσα Γιογκανάντα

ΠΩΣ ΜΠΟΡΕΙΤΕ
ΝΑ ΜΙΛΑΤΕ ΜΕ ΤΟΝ
ΘΕΟ

Το ότι μπορεί κάποιος να μιλά με τον Θεό είναι αναμφισβήτητο γεγονός. Στην Ινδία ήμουν παρών όταν κάποιοι άγιοι μιλούσαν με τον Ουράνιο Πατέρα. Και μπορείτε κι εσείς όλοι να επικοινωνείτε μαζί Του· όχι με μια μονόπλευρη ομιλία από μέρους σας, αλλά με μια αληθινή συζήτηση, κατά την οποία εσείς Του μιλάτε κι Εκείνος απαντά. Όλοι βέβαια μπορούν να μιλούν *στον* Κύριο. Εκείνο που θα συζητήσω σήμερα είναι το πώς μπορούμε να Τον πείσουμε να μας *απαντά*.

Γιατί να αμφιβάλλουμε; Οι ιερές Γραφές όλου του κόσμου αφθονούν από περιγραφές συνομιλιών ανάμεσα στον Θεό και τον άνθρωπο. Ένα από τα ωραιότερα τέτοια περιστατικά καταγράφεται στην Αγία Γραφή, στο Βασιλέων Α΄ Γ:5-13: «Και φάνηκε ο Κύριος στη Γαβαών στον Σολομώντα κατά τον ύπνο τη νύχτα· και είπε ο Θεός, Ζήτησε τι να σου δώσω. Και ο Σολομών είπε […] δώσε λοιπόν στον δούλο σου καρδιά που να καταλαβαίνει […] Και είπε ο Θεός προς αυτόν, Επειδή ζήτησες αυτό το πράγμα, και δεν ζήτησες για τον εαυτό σου μακρο-ζωία, και δεν ζήτησες για τον εαυτό σου πλούτη και δεν ζήτησες τη ζωή των εχθρών σου, αλλά ζήτησες για τον εαυτό σου κατανόηση για να έχεις σωστή κρίση, ιδού, έκανα όπως είπες· ιδού, σου έδωσα καρδιά σοφή και με κατανόηση […] ακόμα σου έδωσα και ό,τι δεν ζήτησες, και πλούτο και δόξα».[1]

Ο Δαυίδ επίσης είχε συνομιλήσει πολλές φορές με τον Κύριο και συζητούσε μαζί Του ακόμα και για επίγεια θέματα. «Και ρώτησε ο Δαυίδ τον Θεό, λέγοντας, Να ανέβω εναντίον των Φιλισταίων; και θα τους παραδώσεις στο χέρι μου; Και ο Κύριος αποκρίθηκε προς αυτόν, Ανέβα· διότι θα τους πα-ραδώσω στο χέρι σου».[2]

---

[1] Για όσους έχουν Αγία Γραφή με τέσσερα κεφάλαια Βασιλειών, η περικοπή βρίσκεται στο Βασιλειών Γ:5-13.

[2] Χρονικών Α' Κεφ. ΙΔ:10.

Ο Θεός Συγκινείται Μόνο από την Αγάπη

Ο μέσος άνθρωπος προσεύχεται στον Θεό μόνο με τον νου του και όχι με όλη τη θέρμη της καρδιάς του. Τέτοιου είδους προσευχές είναι εξαιρετικά αδύναμες για να φέρουν οποιαδήποτε ανταπόκριση. Πρέπει να απευθυνόμαστε στο Θεϊκό Πνεύμα με εμπιστοσύνη και με μια αίσθηση οικειότητας, σαν εκείνη που νιώθουμε για τον πατέρα ή τη μητέρα. Η σχέση μας με τον Θεό πρέπει να είναι μια σχέση άνευ όρων αγάπης. Περισσότερο από ό,τι σε οποιαδήποτε άλλη σχέση, μπορούμε να ζητάμε δικαιωματικά και με φυσικότητα μια απάντηση από το Πνεύμα στην όψη Του ως Θεϊκή Μητέρα. Ο Θεός είναι αναγκασμένος να απαντήσει σε μια τέτοια έκκληση· διότι η ουσία της μητέρας είναι η αγάπη και η συγχώρεση για το παιδί της, ακόμα κι αν αυτό είναι ο μεγαλύτερος αμαρτωλός. Η σχέση ανάμεσα στη μητέρα και στο παιδί είναι η ωραιότερη μορφή ανθρώπινης αγάπης που μας έχει δώσει ο Κύριος.

Είναι απαραίτητο να έχει κάποιος μια ξεκάθαρη εικόνα του Θεού (όπως η εικόνα της Θεϊκής

Μητέρας), αλλιώς δεν λαμβάνει σαφή απάντηση. Και η απαίτηση για την απόκριση του Κυρίου πρέπει να είναι έντονη· όταν προσεύχεστε χωρίς να πιστεύετε ιδιαίτερα ότι θα λάβετε απάντηση, τότε η προσευχή αυτή δεν είναι επαρκής. Αν αποφασίσετε ότι: «Ο Θεός θα μου *μιλήσει*»· αν αρνείστε να πιστέψετε το αντίθετο, ανεξάρτητα από το πόσα χρόνια έχουν περάσει χωρίς να σας έχει αποκριθεί· αν συνεχίσετε να Τον εμπιστεύεστε, κάποια μέρα θα απαντήσει.

Στο βιβλίο *Αυτοβιογραφία Ενός Γιόγκι* αναφέρω μερικές από τις πολυάριθμες περιπτώσεις κατά τις οποίες μίλησα με τον Θεό. Η πρώτη φορά που άκουσα τη Θεϊκή Φωνή ήταν στην παιδική μου ηλικία. Όπως καθόμουν ένα πρωί στο κρεβάτι μου, βυθίστηκα σ' έναν βαθύ ρεμβασμό.

«Τι υπάρχει πίσω από το σκοτάδι των κλειστών ματιών;». Αυτή η βαθιά διερευνητική σκέψη ήρθε με δύναμη μέσα στον νου μου. Μια εκθαμβωτική λάμψη φωτός εμφανίστηκε αμέσως στην εσωτερική μου όραση. Θεϊκές μορφές αγίων, που κάθονταν σε στάση διαλογισμού σε σπηλιές βουνών, σχηματίστηκαν σαν μικρές κινηματογραφικές εικόνες στη μεγάλη οθόνη που ακτινοβολούσε μέσα στο μέτωπό μου.

«Ποιοι είστε;», ρώτησα μεγαλόφωνα.

«Είμαστε οι γιόγκι των Ιμαλαΐων». Η ουράνια απάντηση είναι δύσκολο να περιγραφεί· η καρδιά μου σκίρτησε από τη συγκίνηση. Το όραμα εξαφανίστηκε αλλά οι ασημένιες ακτίνες εξαπλώνονταν σε όλο και μεγαλύτερους κύκλους, στο άπειρο.

Είπα: «Τι είναι αυτή η εκπληκτική λάμψη;».

«Είμαι ο Ισβάρα (ο Κύριος). Είμαι Φως». Η Φωνή ήταν σαν βουητό βροντής.

Όταν είχα αυτήν την πρώτη εμπειρία, κοντά μου βρίσκονταν η μητέρα μου και η μεγαλύτερη αδελφή μου, η Ρόμα, και άκουσαν κι αυτές τη Θεϊκή Φωνή. Ένιωσα τόση ευτυχία από την απόκριση του Θεού που εκείνη την ώρα, σ' εκείνο το μέρος, αποφάσισα οριστικά να αρχίσω να Τον αναζητώ μέχρι να γίνω ολοκληρωτικά ένα μαζί Του.

Οι περισσότεροι άνθρωποι νομίζουν ότι πίσω από τα κλειστά μάτια τους υπάρχει μόνο σκοτάδι. Όσο όμως αναπτύσσεστε πνευματικά και αυτοσυγκεντρώνεστε στο πνευματικό μάτι στο μέτωπο (το «μονό» μάτι), θα διαπιστώνετε ότι η εσωτερική σας όραση ανοίγει. Θα αντικρίσετε έναν άλλο κόσμο, έναν κόσμο με πολλά φώτα και μεγάλη ομορφιά. Θα εμφανιστούν μπροστά σας οράματα αγίων, σαν εκείνο που είδα των γιόγκι των Ιμαλαΐων. Αν βαθύνει ακόμα περισσότερο η αυτοσυγκέντρωσή σας, θα ακούσετε κι εσείς τη Φωνή του Θεού.

Οι ιερές γραφές αναφέρουν επανειλημμένα την υπόσχεση του Κυρίου ότι θα επικοινωνεί μαζί μας. «Και θα Με αναζητήσετε και θα Με βρείτε, όταν Με ψάξετε με όλη την καρδιά σας» – Ιερεμίας ΚΘ:13. «Ο Κύριος είναι μ' εσάς, όταν εσείς είστε μαζί Του, και εάν Τον αναζητήσετε, θα βρεθεί από σας· αν όμως Τον εγκαταλείψετε, θα σας εγκαταλείψει» – Χρονικών Β' ΙΕ:2. «Ιδού, στέκομαι στην πόρτα και χτυπώ· εάν κάποιος ακούση τη φωνή μου και ανοίξει την πόρτα, θα έρθω σ' αυτόν και θα δειπνήσω μαζί του και αυτός μαζί Μου» – Αποκάλυψη

Ιωάννη Γ:20.

Αν έστω και μια φορά μπορέσετε να «δειπνή-σετε» με τον Κύριο, να Τον κάνετε να σπάσει τη σιωπή Του, θα μιλά πλέον συχνά μαζί σας. Στην αρχή όμως αυτό είναι πολύ δύσκολο· δεν είναι εύκολη η γνωριμία με τον Θεό, επειδή θέλει να βε-βαιωθεί ότι θέλετε πραγματικά να Τον γνωρίσετε. Δοκιμάζει τους πιστούς για να διαπιστώσει αν θέλουν Εκείνον ή κάτι άλλο. Δεν θα μιλήσει μαζί σας παρά μόνον όταν Τον πείσετε ότι δεν κρύβεται καμιά άλλη επιθυμία στην καρδιά σας. Γιατί να σας αποκαλυφθεί όταν η καρδιά σας είναι γεμάτη μόνο με λαχτάρα για τα δώρα Του;

Η Αγάπη του Ανθρώπου Είναι το Μοναδικό Δώρο Του στον Θεό

Όλη η δημιουργία σχεδιάστηκε για να θέσει τον άνθρωπο σε δοκιμασία. Η συμπεριφορά μας σ' αυτόν τον κόσμο αποκαλύπτει αν αυτό που θέλουμε είναι ο Κύριος ή τα δώρα Του. Δεν θα

σας πει ο Θεός ότι πρέπει να Τον επιθυμείτε πε-
ρισσότερο από οτιδήποτε άλλο επειδή θέλει να
Του προσφέρετε ελεύθερα την αγάπη σας, χωρίς
«υπενθυμίσεις». Αυτό είναι όλο το μυστικό στο
παιχνίδι αυτού του σύμπαντος. Εκείνος που μας
δημιούργησε λαχταρά την αγάπη μας. Θέλει να
την προσφέρουμε αυθόρμητα, χωρίς να τη ζητήσει.
Η αγάπη μας είναι το μόνο πράγμα που δεν κα-
τέχει ο Θεός, εκτός κι αν εμείς επιλέξουμε να την
προσφέρουμε. Όπως βλέπετε λοιπόν, ακόμα και ο
Θεός έχει κάτι να αποκτήσει: την αγάπη μας. Και
δεν θα είμαστε ποτέ ευτυχισμένοι αν δεν την προ-
σφέρουμε. Όσο είμαστε δύστροπα παιδιά, πυγμαίοι
που έρπουμε πάνω σ' αυτή τη σφαίρα της γης και
φωνάζουμε ζητώντας τα δώρα Του ενώ ταυτόχρονα
Τον αγνοούμε, τον Δότη, πέφτουμε σε πολλές πα-
γίδες δυστυχίας.

Καθώς ο Θεός είναι η Ουσία της ύπαρξής
μας, δεν μπορούμε να εκφραστούμε αληθινά αν
δεν μάθουμε να εκδηλώνουμε την παρουσία Του
μέσα μας. Αυτή είναι η αλήθεια. Ο λόγος για τον
οποίο δεν βρίσκουμε παντοτινή ευχαρίστηση σε

οτιδήποτε υλικό είναι ότι έχουμε θεϊκή προέλευση, είμαστε ένα μέρος απ' Αυτόν. «Τίποτα δεν σου προσφέρει καταφύγιο, εσένα, που δεν Μου δίνεις καταφύγιο.[3] Μέχρι να επιτύχετε να βρείτε ικανοποίηση στον Θεό τίποτα δεν θα σας ικανοποιεί.

Ο Θεός Είναι Προσωπικός Ή Απρόσωπος;

Ο Θεός είναι προσωπικός ή απρόσωπος; Μια μικρή συζήτηση πάνω σ' αυτό το θέμα θα σας βοηθήσει στην προσπάθειά σας να επικοινωνήσετε μαζί Του. Σε πολλούς δεν αρέσει να σκέφτονται τον Κύριο ως προσωπικό· νιώθουν ότι μια ανθρωπομορφική σύλληψη είναι περιοριστική. Τον θεωρούν Απρόσωπο Πνεύμα, Υπέρτατη Ισχύ, τη Νοήμονα Δύναμη που είναι υπεύθυνη για το σύμπαν.

Αν όμως ο Δημιουργός μας είναι απρόσωπος, τότε πώς δημιούργησε ανθρώπινα πλάσματα; Έχουμε προσωπικότητα· έχουμε ατομικότητα. Αισθανόμαστε, σκεφτόμαστε, έχουμε βούληση· και

---

[3] *The Hound of Heaven*, του Francis Thompson.

ο Θεός μάς έχει δώσει όχι μόνο τη δυνατότητα να εκτιμούμε τις σκέψεις και τα συναισθήματα των άλλων, αλλά και να ανταποκρινόμαστε σ' αυτά. Δεν λείπει βεβαίως από τον Κύριο το πνεύμα της αμοιβαιότητας που έδωσε στα πλάσματά Του. Όταν το επιτρέπουμε, ο Ουράνιος Πατέρας μας μπορεί και πράγματι δημιουργεί μια προσωπική σχέση με τον καθέναν από μας.

Εξετάζοντας την απρόσωπη όψη του Θεού, σχηματίζουμε την εντύπωση ότι πρόκειται για μια Απόμακρη Οντότητα, Έναν που απλώς συλλαμβάνει τις προσευχές και τις σκέψεις που Του προσφέρουμε χωρίς να ανταποκρίνεται σ' αυτές· Έναν που γνωρίζει τα πάντα, αλλά που τηρεί μια άκαρδη σιωπή. Αυτό όμως είναι φιλοσοφικό λάθος, γιατί ο Θεός είναι τα πάντα: είναι και προσωπικός και απρόσωπος. Δημιούργησε άτομα, ανθρώπινα πλάσματα. Επομένως ο Δημιουργός αυτών των πλασμάτων δεν θα μπορούσε να είναι απόλυτα απρόσωπος.

Όταν σκεφτόμαστε ότι ο Θεός μπορεί να πάρει

ανθρώπινη μορφή, να έρθει σ' εμάς και να μας μιλήσει, ικανοποιείται μια βαθιά ανάγκη της καρδιάς μας. Γιατί δεν το κάνει σε όλους; Πολλοί άγιοι έχουν ακούσει τη φωνή του Θεού. Εσείς γιατί δεν μπορείτε; «Εσύ, Κύριε, είσαι αόρατος, απρόσωπος, άγνωστος και μη δυνάμενος να γίνεις γνωστός. Εντούτοις, πιστεύω ότι με τη δύναμη της πίστης μου μπορώ να Σε πείσω να πάρεις μορφή». Ο Θεός μπορεί να πεισθεί να πάρει μορφή από την ένθερμη αφοσίωσή σας. Όπως ο Άγιος Φραγκίσκος της Ασίζης και άλλοι άγιοι, μπορεί να δείτε κι εσείς το ζωντανό σώμα του Χριστού αν προσεύχεστε αρκετά βαθιά. Ο Ιησούς ήταν μια προσωπική εκδήλωση του Θεού. Αυτός που γνωρίζει τον Μπραχμά (τον Θεό), είναι και ο ίδιος Μπραχμά. Ο ίδιος ο Χριστός δεν ήταν που είπε: «Εγώ και ο Πατέρας είμαστε ένα»;[4] Ο Σουάμι Σάνκαρα επίσης δήλωσε: «Είμαι Πνεύμα» και «Εσύ είσαι Εκείνο». Πολλοί μεγάλοι προφήτες έχουν διακηρύξει ότι όλοι οι άνθρωποι είναι δημιουργημένοι κατ' εικόνα του Θεού.

---

4 Κατά Ιωάννη I:30.

Περισσότερη είναι η γνώση που λαμβάνω από τον Θεό παρά από βιβλία. Σπάνια διαβάζω. Σας λέω αυτό που αντιλαμβάνομαι άμεσα. Γι' αυτό και μιλώ με κύρος, με το κύρος της άμεσης αντίληψής μου της Αλήθειας. Μπορεί η γνώμη όλου του κόσμου να είναι αντίθετη, αλλά το κύρος της γνησιότητας της άμεσης αντίληψης πάντα τελικά γίνεται αποδεκτό.

Το Νόημα της «Εικόνας του Θεού»

Στη Βίβλο διαβάζουμε: «Κατά την εικόνα του Θεού έπλασε τον άνθρωπο».[5] Κανείς δεν έχει εξηγήσει πλήρως από ποιες απόψεις ο άνθρωπος είναι η εικόνα του Θεού. Ο Θεός είναι Πνεύμα· και ο άνθρωπος, στην ουσιαστική του φύση, είναι επίσης Πνεύμα. Αυτό είναι το κύριο νόημα της βιβλικής περικοπής, αλλά υπάρχουν επίσης και πολλές άλλες σωστές ερμηνείες.

Ολόκληρο το ανθρώπινο σώμα και η συνειδητότητα και η κίνηση που υπάρχει σ' αυτό είναι μια

---

[5] Γένεση Θ:6.

μικροκοσμική απεικόνιση του Θεού. Στη συνειδη-
τότητα υπάρχει παντογνωσία και πανταχού παρου-
σία. Μπορείτε να σκεφτείτε αμέσως ότι βρίσκεστε
στον Πολικό Αστέρα ή στον Άρη. Στη σκέψη δεν
υπάρχει χάσμα ανάμεσα σ' εσάς και σε οτιδήποτε
άλλο. Λόγω λοιπόν της συνειδητότητας που υπάρ-
χει μέσα στον άνθρωπο, μπορεί να ειπωθεί ότι
αυτός έχει δημιουργηθεί κατ' εικόνα του Θεού.

Η συνειδητότητα έχει επίγνωση ότι υπάρχει· δι-
αισθητικά νιώθει τον εαυτό της. Ο Θεός, μέσω της
συμπαντικής Του συνειδητότητας, έχει επίγνωση
του Εαυτού Του μέσα σε κάθε άτομο και μόριο της
δημιουργίας. «Δύο σπουργίτια δεν πωλούνται για
δέκα λεπτά; και όμως ένα από αυτά δεν θα πέσει
νεκρό στη γη χωρίς [την επίγνωση] του Πατέρα
σας».[6]

Ο άνθρωπος έχει κι αυτός την έμφυτη δύναμη
της συμπαντικής συνειδητότητας, αν και λίγοι την
αναπτύσσουν. Ο άνθρωπος διαθέτει επίσης βού-
ληση, με την οποία, όπως ο Δημιουργός, μπορεί να

---

[6] Κατά Ματθαίο I:29.

δημιουργεί ολόκληρους κόσμους ακαριαία· λίγοι όμως αναπτύσσουν αυτήν τη δύναμη που υπάρχει μέσα τους. Τα ζώα δεν μπορούν να σκεφτούν, ο άνθρωπος όμως μπορεί. Όλες τις ιδιότητες που έχει ο Θεός –συνειδητότητα, λογική, θέληση, συναίσθημα, αγάπη– τα έχει και ο άνθρωπος. Ως προς αυτές τις ιδιότητες μπορεί να ειπωθεί ότι ο άνθρωπος είναι δημιουργημένος κατ᾽ εικόνα του Θεού.

Το Υλικό Σώμα Δεν Είναι Ύλη Αλλά Ενέργεια

Η ενέργεια την οποία νιώθουμε μέσα στο σώμα υποδηλώνει την ύπαρξη μιας πολύ μεγαλύτερης ενέργειας, η οποία απαιτείται για τη λειτουργία του ατομικού υλικού μας φορέα. Η δύναμη της συμπαντικής ενέργειας που διατηρεί τα σύμπαντα δονείται επίσης και μέσα στα σώματά μας. Η συμπαντική ενέργεια είναι μια όψη του Θεού. Επομένως είμαστε δημιουργημένοι κατ᾽ εικόνα Του, ακόμα και από την άποψη του υλικού μας σώματος.

Τι είναι η ενέργεια που έχουμε μέσα στο σώμα;

Η υλική μας μορφή αποτελείται από μόρια, τα μόρια αποτελούνται από άτομα, τα άτομα αποτελούνται από ηλεκτρόνια και τα ηλεκτρόνια από τη ζωική ενέργεια ή «ζωητρόνια» – αναρίθμητα δισεκατομμύρια κουκκίδες ενέργειας. Με το πνευματικό σας μάτι μπορείτε να δείτε το σώμα σαν ένα σύνολο από σπινθηροβόλες κουκκίδες φωτός – την ενέργεια, η οποία αναδίδεται από τα είκοσι επτά χιλιάδες δισεκατομμύρια κύτταρά σας. Μόνο μέσω της αυταπάτης διακρίνετε το σώμα σας ως στέρεα σάρκα. Στην πραγματικότητα δεν είναι ύλη αλλά ενέργεια.

Ακριβώς επειδή νομίζετε ότι είστε από σάρκα και αίμα, φαντάζεστε μερικές φορές ότι είστε αδύναμα πλάσματα. Αν όμως δείτε το σώμα σας με τη συνειδητότητα του Θεού, θα κατανοήσετε ότι η σάρκα δεν είναι τίποτε άλλο από μια εκδήλωση, στο υλικό πεδίο, των πέντε δονητικών στοιχείων: της γης, του νερού, της φωτιάς, του αέρα και του αιθέρα.

Πέντε Οικουμενικά Στοιχεία Συνθέτουν το Ανθρώπινο Σώμα

Ολόκληρο το σύμπαν –το οποίο είναι το σώμα του Θεού– αποτελείται από τα ίδια πέντε στοιχεία που συνθέτουν και το σώμα του ανθρώπου. Το σχήμα του ανθρώπινου σώματος, που μοιάζει με αστέρι, αντιπροσωπεύει τις ακτίνες αυτών των πέντε στοιχείων. Το κεφάλι, τα δύο χέρια και τα δύο πόδια, σχηματίζουν τα πέντε σημεία του αστεριού. Κι απ’ αυτήν λοιπόν την άποψη είμαστε πλασμένοι κατ’ εικόνα του Θεού.

Τα πέντε δάχτυλα αντιπροσωπεύουν επίσης τα πέντε δονητικά στοιχεία της Συμπαντικής Νοήμονος Δόνησης η οποία συντηρεί τη δομή τής δημιουργίας. Ο αντίχειρας αντιπροσωπεύει το πιο χονδροειδές δονητικό στοιχείο, τη γη – γι’ αυτό είναι τόσο χοντρός. Ο δείκτης αντιπροσωπεύει το στοιχείο του νερού. Ο μέσος αντιπροσωπεύει το στοιχείο της φωτιάς, γι’ αυτό και είναι το πιο μακρύ δάχτυλο. Ο παράμεσος αντιπροσωπεύει τον αέρα και το μικρό δάχτυλο αντιπροσωπεύει τον αιθέρα, ο οποίος είναι πολύ λεπτοφυής.

Η τριβή του κάθε δαχτύλου ενεργοποιεί τη συγκεκριμένη δύναμη που αντιπροσωπεύει. Γι' αυτό και όταν κάποιος τρίβει το μεσαίο δάχτυλο (που αντιπροσωπεύει το στοιχείο της φωτιάς) και συγχρόνως τον αφαλό (που βρίσκεται απέναντι από το οσφυϊκό κέντρο ή κέντρο της «φωτιάς» στη σπονδυλική στήλη, το οποίο ρυθμίζει την πέψη και την αφομοίωση), αυτό θα τον βοηθήσει να ξεπεράσει τη δυσπεψία.

Ο Θεός εκδηλώνει κίνηση στη δημιουργία. Ο άνθρωπος έχει αναπτύξει πόδια, λόγω της παρόρμησής του να εκφράσει κίνηση. Τα δάχτυλα των ποδιών είναι υλοποιήσεις των πέντε ακτίνων της ενέργειας.

Στα μάτια προσωποποιείται ο Θεός ο Πατέρας, ο Υιός και το Άγιο Πνεύμα, με την κόρη, την ίριδα και το άσπρο τμήμα του βολβού. Όταν συγκεντρώνεστε στο σημείο ανάμεσα στα φρύδια, το ρεύμα που υπάρχει στα δύο μάτια αντανακλάται ως ένα φως και τότε διακρίνετε το πνευματικό μάτι. Αυτή η μία σφαίρα είναι το «μάτι του Θεού». Έχουμε αναπτύξει δύο μάτια λόγω του νόμου της σχετικότητας που επικρατεί στο δυαδικό σύμπαν μας. Ο Ιησούς είπε: «Αν λοιπόν το μάτι σου είναι μονό, όλο το σώμα σου θα είναι γεμάτο φως».[7] Εάν βλέπουμε μέσα από το πνευματικό μάτι, το μονό μάτι του Θεού, αντιλαμβανόμαστε πως όλη η δημιουργία είναι φτιαγμένη από μια ουσία, το φως Του.

Ένα Με Τον Θεό, Ένα Με τη Δύναμη του Θεού

Σε τελική ανάλυση ο άνθρωπος διαθέτει όλες τις δυνάμεις. Μπορείτε να αλλάξετε οτιδήποτε θέλετε όταν η συνειδητότητά σας είναι ενωμένη με αυτήν του Θεού. Τα εξαρτήματα ενός αυτοκινήτου μπορεί να αντικατασταθούν ή να αλλαχθούν όταν χρειάζεται· για να γίνει όμως μια παρόμοια αλλαγή στο υλικό σώμα, αυτό είναι πολύ πιο περίπλοκο. Ο νους, ο οποίος ελέγχει όλα τα κύτταρα, είναι ο βασικός παράγοντας. Όταν ο άνθρωπος αποκτήσει

---

[7] Κατά Ματθαίο ΣΤ:22.

πλήρη έλεγχο του νου του, τα κύτταρα και τα τμήματα του σώματός του μπορούν να αντικαθίστανται ή να μεταβάλλονται όσο συχνά θέλει και σύμφωνα με τη βούλησή του. Για παράδειγμα, θα μπορούσε, με μια και μόνο σκέψη του, να προκαλέσει τη μεταβολή των ατόμων του σώματός του και να δημιουργήσει μια νέα οδοντοστοιχία. Όταν κάποιος έχει εξελιχθεί πνευματικά, έχει πλήρη έλεγχο πάνω στην ύλη.

Ο Κύριος είναι Πνεύμα· το Απρόσωπο είναι αόρατο. Όταν όμως δημιούργησε τον υλικό κόσμο, έγινε ο Θεός ο Πατέρας. Μόλις ανέλαβε τον ρόλο του Δημιουργού, έγινε προσωπικός. Έγινε ορατός: ολόκληρο αυτό το σύμπαν είναι το σώμα του Θεού.

Στη μορφή της γης, ο Θεός έχει μια θετική και μια αρνητική πλευρά – τον βόρειο και τον νότιο πόλο. Τα αστέρια είναι τα μάτια Του, το γρασίδι και τα δέντρα είναι τα μαλλιά Του και οι ποταμοί είναι η ροή του αίματός Του. Ο βόμβος του ωκεανού, το κελάδημα του κορυδαλλού, η φωνή του νεογέννητου και όλοι οι άλλοι ήχοι της δημιουργίας είναι η φωνή Του. Αυτός είναι ο προσωπικός Θεός. Ο παλμός πίσω από κάθε καρδιά είναι η παλλόμενη συμπαντική ενέργειά Του. Βαδίζει με τα δισεκατομμύρια πόδια των ανθρώπων. Εργάζεται με όλα τα χέρια. Είναι η Μία Θεϊκή Συνειδητότητα που εκδηλώνεται μέσω όλων των εγκεφάλων.

Λόγω του θεϊκού νόμου της έλξης και της απώθησης, τα κύτταρα του ανθρώπινου σώματος συγκρατούνται αρμονικά σε μια ενότητα με τον ίδιο τρόπο που συγκρατούνται και τα αστέρια σε ισορροπία στη σωστή τροχιά τους. Ο πανταχού παρών Κύριος είναι πάντα ενεργός· δεν υπάρχει πουθενά κανένας χώρος στον οποίο να μην υπάρχει κάποια μορφή ζωής. Με απεριόριστη δημιουργικότητα, ο Θεός προβάλλει ακατάπαυστα ποικίλες μορφές – ανεξάντλητες εκδηλώσεις της συμπαντικής Του ενέργειας.

Το Θεϊκό Πνεύμα είχε μια συγκεκριμένη ιδέα ή πρότυπο στον νου Του όταν δημιούργησε. Πρώτα δημιούργησε το σύμπαν και ύστερα τον άνθρωπο. Διαμορφώνοντας για τον Εαυτό Του ένα υλικό σώμα από πλανητικά συστήματα, ο Θεός εκδήλωσε τρεις όψεις: συμπαντική συνειδητότητα, συμπαντική ενέργεια και συμπαντική μάζα ύλης.

Αυτά τα τρία αντιστοιχούν, με την ίδια σειρά, στο ιδεατό ή αιτιατό σώμα, στο αστρικό ή ενεργειακό σώμα και στο υλικό σώμα του ανθρώπου· και η ψυχή ή Ζωή πίσω απ' αυτά είναι το Πνεύμα.

Το Πνεύμα εκδηλώνεται μακροκοσμικά ως συμπαντική συνειδητότητα, συμπαντική ενέργεια και το σώμα όλων των συμπάντων· και μικροκοσμικά ως ανθρώπινη συνειδητότητα, ανθρώπινη ενέργεια και ανθρώπινο σώμα. Για άλλη μια φορά, διαπιστώνουμε ότι ο άνθρωπος έχει όντως δημιουργηθεί κατ' εικόνα του Θεού.

Ο Θεός «Μιλά» Μέσω Δόνησης

Ο Θεός εμφανίζεται *πράγματι* σ' εμάς με υλική μορφή. Είναι πολύ πιο προσωπικός απ' όσο φαντάζεστε. Είναι τόσο πραγματικός και απτός όσο είστε κι εσείς οι ίδιοι. Αυτό είναι που θέλω να σας πω σήμερα. Ο Κύριος πάντα ανταποκρίνεται σ' εμάς. Η δόνηση της σκέψης Του εκπέμπεται συνεχώς· αυτό απαιτεί ενέργεια· η ενέργεια εκδηλώνεται ως ήχος. Εδώ υπάρχει ένα πολύ σημαντικό σημείο. Ο Θεός είναι συνειδητότητα. Ο Θεός είναι ενέργεια. «Ομιλία» σημαίνει δόνηση. Με τη δόνηση της συμπαντικής Του ενέργειας μιλά συνεχώς. Έχει γίνει η Μητέρα της δημιουργίας, που υλοποιεί τον Εαυτό Της με τη μορφή των στερεών, των υγρών, της φωτιάς, του αέρα και του αιθέρα.

Η αόρατη Μητέρα εκφράζεται αδιάκοπα μέσω ορατών μορφών – στα λουλούδια, στα βουνά, στις θάλασσες και στ' αστέρια. Τι είναι ύλη; Τίποτα άλλο παρά μια συγκεκριμένη συχνότητα δόνησης της συμπαντικής ενέργειας του Θεού. Καμιά μορφή στο σύμπαν δεν είναι πραγματικά στερεή. Αυτό που φαίνεται ως στερεό είναι απλά και μόνο μια συμπυκνωμένη ή χονδροειδής δόνηση της ενέργειάς Του. Ο Κύριος μάς μιλά μέσω δονήσεων. Το ερώτημα όμως είναι: πώς μπορούμε να επικοινωνήσουμε άμεσα μαζί Του; Αυτό είναι το πιο δύσκολο απ' όλα τα κατορθώματα: να μιλάμε με τον Θεό.

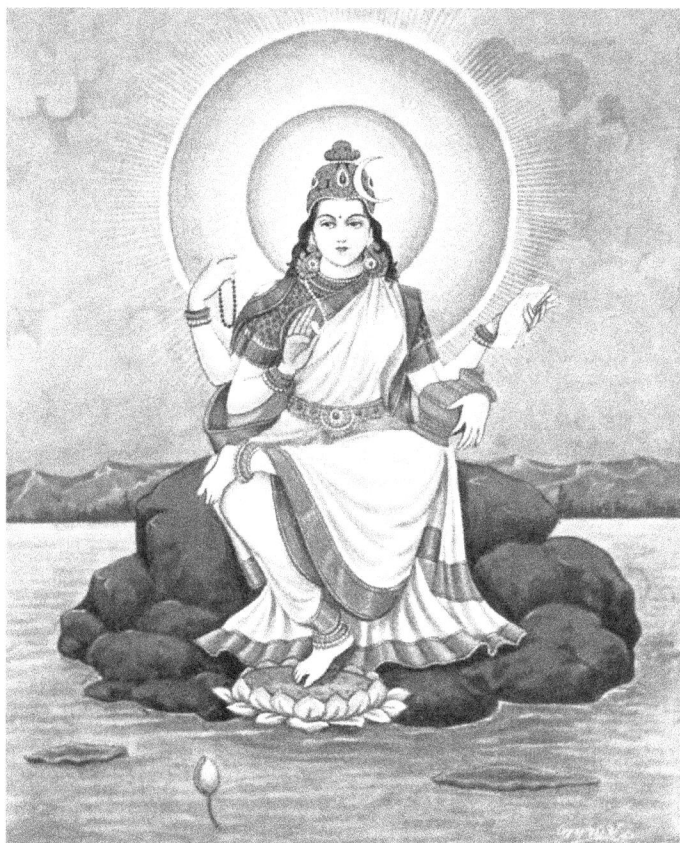

Η ΘΕΪΚΗ ΜΗΤΕΡΑ

Ο Θεός στην όψη της Θεϊκής Μητέρας απεικονίζεται στην ινδουιστική τέχνη ως μια γυναίκα με τέσσερα χέρια. Ένα χέρι είναι ανασηκωμένο, δηλώνοντας οικουμενική ευλογία· στα άλλα τρία χέρια κρατά χάντρες προσευχής που αντιπροσωπεύουν την αφοσίωση· σελίδες από Γραφές, που συμβολίζουν τη μάθηση και τη σοφία· κι ένα καλλιτεχνικό βάζο που αντιπροσωπεύει τον πλούτο.

Αν μιλήσετε σ' ένα βουνό, αυτό δεν αποκρίνεται.

Αν μιλήσετε στα λουλούδια, όπως έκανε ο Λούθερ

Μπέρμπανκ, ίσως να αισθανθείτε κάποια μικρή ανταπόκριση. Και φυσικά μπορούμε να μιλάμε με άλλους ανθρώπους. Ο Θεός όμως; Ανταποκρίνεται άραγε λιγότερο από όσο τα λουλούδια και οι άνθρωποι, σε τέτοιο βαθμό που να μας αφήνει να Του μιλάμε χωρίς Εκείνος να αποκρίνεται; Έτσι φαίνεται να συμβαίνει, έτσι δεν είναι; Το πρόβλημα δεν το έχει Εκείνος αλλά εμείς. Το διαισθητικό τηλεφωνικό μας σύστημα δεν λειτουργεί. Ο Θεός μάς καλεί και μας μιλά αλλά εμείς δεν Τον ακούμε.

Η Συμπαντική Δόνηση «Μιλά» Όλες τις Γλώσσες

Οι άγιοι όμως Τον ακούν. Όποτε κάποιος από τους Δασκάλους που γνώριζα προσευχόταν, η φωνή της απάντησης του Θεού φαινόταν να έρχεται από τον ουρανό. Ο Θεός δεν χρειάζεται φωνητικές χορδές για να μιλήσει. Αν προσεύχεστε αρκετά έντονα, αυτές οι δονήσεις της προσευχής φέρνουν αμέσως μια δονητική απάντηση. Η απάντηση εκφράζεται σε οποιαδήποτε γλώσσα έχετε συνηθίσει να ακούτε.

Αν προσεύχεστε στα Γερμανικά, θα ακούσετε την απάντηση στα Γερμανικά. Αν μιλάτε στα Αγγλικά, θα ακούσετε την απάντηση στα Αγγλικά.

Οι δονήσεις των διαφόρων γλωσσών εκπορεύονται από τη συμπαντική δόνηση. Ο Θεός, που είναι η συμπαντική δόνηση, γνωρίζει όλες τις γλώσσες. Τι είναι γλώσσα; Είναι μια συγκεκριμένη δόνηση. Τι είναι δόνηση; Είναι μια συγκεκριμένη ενέργεια. Και τι είναι η ενέργεια; Είναι μια συγκεκριμένη σκέψη.

Μολονότι ο Θεός ακούει όλες τις προσευχές μας, δεν αποκρίνεται πάντα. Η κατάστασή μας μοιάζει μ' εκείνη ενός παιδιού που φωνάζει τη μητέρα του, αλλά εκείνη δεν θεωρεί πως είναι αναγκαίο να πάει κοντά του. Του δίνει ένα παιχνίδι για να το ησυχάσει. Όταν όμως το παιδί αρνείται να παρηγορηθεί με οτιδήποτε άλλο εκτός από την παρουσία της μητέρας του, τότε εκείνη έρχεται. Αν θέλετε να γνωρίσετε τον Θεό, πρέπει να είστε σαν το απαιτητικό παιδί που φωνάζει μέχρι να έρθει η μητέρα του.

Αν αποφασίσετε να μη σταματήσετε ποτέ να

Τη φωνάζετε, η Θεϊκή Μητέρα θα σας μιλήσει. Όσο απασχολημένη κι αν είναι με την εργασία της στη δημιουργία, αν επιμένετε να την καλείτε, είναι υποχρεωμένη να μιλήσει. Οι ινδουιστικές Γραφές λένε πως αν ένας πιστός απευθύνεται στον Θεό με έντονη αφοσίωση για ένα ολόκληρο εικοσιτετράωρο, χωρίς διακοπή ούτε ενός λεπτού, Εκείνος θα αποκριθεί. Πόσο λίγοι όμως θα το κάνουν! Κάθε μέρα έχετε «σημαντικές υποχρεώσεις» – τον «διάβολο» που σας κρατά μακριά από τον Θεό. Ο Κύριος δεν θα έρθει αν ψιθυρίζετε μια σύντομη προσευχή κι ύστερα σκέφτεστε κάτι άλλο· ή αν προσεύχεστε κάπως έτσι: «Ουράνιε Πατέρα, Σε καλώ τώρα, αλλά νυστάζω φοβερά. Αμήν»! Ο Απόστολος Παύλος είπε: «Να προσεύχεστε αδιάλειπτα».[8]

Ο υπομονετικός Ιώβ είχε μακροσκελείς συζητήσεις με τον Θεό. Ο Ιώβ Του έλεγε: «Άκουσε, Σε ικετεύω· και θα μιλήσω· θα απαιτήσω από Σένα και πες μου. Σε άκουγα με την ακοή του αυτιού, αλλά

---

[8] Προς Θεσσαλονικείς Α΄ Ε:17.

τώρα το μάτι μου Σε βλέπει».[9]

Όταν ο ερωτευμένος εκφράζει την αγάπη του μηχανικά, η αγαπημένη του καταλαβαίνει ότι τα λόγια του δεν είναι ειλικρινή· «ακούει» τι υπάρχει στ' αλήθεια μέσα στην καρδιά του. Παρόμοια, όταν οι πιστοί προσεύχονται στον Θεό, Εκείνος γνωρίζει αν στην καρδιά και τον νου τους δεν υπάρχει αφοσίωση και αν οι σκέψεις τους τρέχουν με μανία εδώ κι εκεί. Δεν ανταποκρίνεται σε όσους προσεύχονται με μισή καρδιά. Όμως, στους πιστούς που προσεύχονται πρωί και βράδυ με υπέρτατη ένταση και Του μιλούν, εμφανίζεται. Σε τέτοιους πιστούς ο Θεός έρχεται οπωσδήποτε.

Να Μην Ικανοποιείστε Παρά Μόνο Με το Ύψιστο

Μη χάνετε χρόνο αναζητώντας μικρά πράγματα. Φυσικά είναι ευκολότερο να λάβετε άλλα δώρα από τον Θεό απ' ό,τι το υπέρτατο δώρο του

---

[9] Ιωβ ΜΒ:4-5.

Εαυτού Του. Να μην ικανοποιείστε όμως με τίποτε λιγότερο από το ύψιστο. Δεν έχω ενδιαφερθεί για τα δώρα που μου έχουν έρθει από τον Θεό, εκτός από το γεγονός ότι βλέπω πίσω απ' αυτά Εκείνον που είναι ο Δότης. Γιατί υλοποιούνται όλες οι επιθυμίες μου; Επειδή πηγαίνω βαθιά, πηγαίνω κατ' ευθείαν στον Θεό. Τον βλέπω σε κάθε εκδήλωση της δημιουργίας. Είναι ο Πατέρας μας· είναι ο πιο κοντινός σ' εμάς από οποιονδήποτε άλλον κοντινό, είναι ο πιο αγαπημένος από τους αγαπημένους μας, είναι πολύ πιο πραγματικός από οποιονδήποτε άλλον. Είναι ταυτόχρονα μη δυνάμενος να γνωριστεί και δυνάμενος να γίνει γνωστός.

Ο Θεός σάς φωνάζει. Θέλει να επιστρέψετε σ' Εκείνον. Αυτό είναι κληρονομικό σας δικαίωμα. Κάποια μέρα θα πρέπει να αφήσετε αυτή τη γη· δεν είναι η μόνιμη κατοικία σας. Η επίγεια ζωή δεν είναι παρά ένα σχολείο, στο οποίο μας έχει φέρει για να δει πώς θα φερθούμε εδώ – αυτό είναι όλο. Προτού ο Θεός αποκαλυφθεί, θέλει να ξέρει αν επιθυμούμε επίγεια δόξα ή αν έχουμε αποκτήσει αρκετή σοφία ώστε να μπορούμε να πούμε:

«Έχω τελειώσει μ' όλα αυτά, Κύριε. Θέλω να μιλώ μόνο μ' Εσένα. Γνωρίζω ότι Εσύ είσαι όλα όσα πραγματικά έχω. Θα είσαι ακόμα μαζί μου όταν όλοι οι άλλοι θα έχουν πια φύγει».

Οι άνθρωποι αναζητούν την ευτυχία στον γάμο, στο χρήμα, στο κρασί και ούτω κάθε εξής· τέτοιου είδους όμως άνθρωποι είναι μαριονέτες του πεπρωμένου. Όταν το συνειδητοποιήσει κάποιος αυτό ανακαλύπτει τον αληθινό σκοπό της ζωής και φυσικά αρχίζει να αναζητά τον Θεό.

Πρέπει να διεκδικήσουμε τη χαμένη θεϊκή κληρονομιά μας. Όσο πιο ανιδιοτελής είναι κάποιος, τόσο περισσότερο προσπαθεί να προσφέρει ευτυχία στους άλλους και τόσο μεγαλύτερες είναι οι πιθανότητες να σκέφτεται τον Θεό. Και όσο περισσότερο έχει εγκόσμιους στόχους και ανθρώπινες επιθυμίες, τόσο πιο πολύ απομακρύνεται η ευτυχία της ψυχής του. Δεν βρισκόμαστε εδώ στη γη για να έρπουμε μέσα στη λάσπη των αισθήσεων και να πνιγόμαστε στα βάσανα κάθε τόσο. Ό,τι είναι εγκόσμιο είναι φαύλο γιατί καταπιέζει τη μακαριότητα της ψυχής. Η μεγαλύτερη ευτυχία έρχεται όταν βυθίζουμε τον νου μας σε σκέψεις για τον Θεό.

Γιατί Να Αναβάλλετε την Ευτυχία;

Γιατί δεν σκέφτεστε το μέλλον; Γιατί θεωρείτε σημαντικά τα ασήμαντα; Οι περισσότεροι άνθρωποι σκέφτονται το πρωινό, το μεσημεριανό και τα βραδινό φαγητό, τη δουλειά, τις κοινωνικές δραστηριότητες κ.ο.κ. Κάντε απλούστερη τη ζωή σας και επικεντρώστε όλη την προσοχή σας στον Κύριο. Η γη είναι ένας χώρος προετοιμασίας για την επιστροφή στον Θεό. Θέλει να δει αν Τον αγαπάμε περισσότερο απ' όσο τα δώρα Του. Είναι ο Πατέρας και όλοι μας είμαστε παιδιά Του. Έχει δικαίωμα να Τον αγαπάμε, όπως κι εμείς έχουμε δικαίωμα να μας αγαπά. Τα προβλήματά μας προκύπτουν επειδή Τον παραμελούμε. Εκείνος όμως περιμένει πάντα.

Μακάρι να είχε βάλει μέσα μας λίγο περισσότερη λογική. Έχουμε την ελευθερία να διώξουμε ή να αποδεχτούμε τον Θεό. Κι εμείς ικετεύουμε, ικετεύουμε, ικετεύουμε για λίγα χρήματα, λίγη

ευτυχία, λίγη αγάπη. Γιατί να ζητάτε αγαθά τα
οποία κάποια μέρα θα αναγκαστείτε να αποχωρι-
στείτε; Πόσο καιρό θα θρηνείτε για χρήματα, για
ασθένειες και για δυσκολίες; Αρπάξτε την αθανα-
σία και το βασίλειο του Θεού! Αυτό είναι που στην
πραγματικότητα επιθυμείτε.

Διακυβεύεται Ένα Θεϊκό Βασίλειο

Οι άγιοι τονίζουν τη μη προσκόλληση ώστε να
μην υπάρξει κάποια ισχυρή προσκόλληση στην ύλη
που να μας παρεμποδίζει να κερδίσουμε το βασί-
λειο του Θεού. Απάρνηση δεν σημαίνει εγκατά-
λειψη των πάντων. Σημαίνει παραίτηση από μικρές
απολαύσεις για χάρη της αιώνιας μακαριότητας. Ο
Θεός σάς μιλά όταν εργάζεστε γι᾽ Αυτόν κι εσείς
πρέπει να Του μιλάτε αδιάκοπα. Να Του λέτε κάθε
σκέψη που έρχεται στον νου σας. Και να λέτε:
«Κύριε, αποκαλύψου, αποκαλύψου». Μη δέχεστε
τη σιωπή ως απάντηση. Πρώτα θα σας αποκριθεί
προσφέροντάς σας κάτι που θέλατε, δείχνοντάς
σας ότι έχετε την προσοχή Του. Μην ικανοποιείστε

όμως με τα δώρα Του. Κάντε Τον να καταλάβει ότι δεν θα είστε ποτέ ικανοποιημένοι αν δεν έχετε τον Ίδιο. Τελικά θα σας δώσει μια απάντηση. Σ' ένα όραμά σας ίσως να δείτε το πρόσωπο μιας άγιας οντότητας ή ίσως να ακούσετε μια Θεϊκή Φωνή να σας μιλά· και θα ξέρετε ότι βρίσκεστε σε επικοινωνία με τον Θεό.

Χρειάζεται σταθερός και αμείωτος ζήλος για να πείσετε τον Θεό να σας δοθεί. Κανείς δεν μπορεί να σας διδάξει αυτόν τον ζήλο. Πρέπει να τον αναπτύξετε μόνοι σας. «Μπορείς να πας ένα άλογο στο νερό, αλλά δεν μπορείς να το κάνεις να πιεί». Όταν όμως το άλογο είναι διψασμένο αναζητά με ζήλο το νερό. Έτσι, όταν έχετε κι εσείς μια έντονη δίψα για το Θεό, όταν δεν δίνετε αδικαιολόγητη σημασία σε οτιδήποτε άλλο –στις δοκιμασίες του κόσμου ή στις δοκιμασίες του σώματος– τότε Εκείνος θα έρθει. Να θυμάστε ότι όταν το κάλεσμα της καρδιάς σας είναι έντονο, όταν δεν ανέχεστε καμία δικαιολογία, τότε Εκείνος θα έρθει.

Πρέπει να διώξετε από τον νου σας κάθε

αμφιβολία για το αν ο Θεός θα σας αποκριθεί ή όχι. Οι περισσότεροι άνθρωποι δεν παίρνουν καμιά απάντηση λόγω της δυσπιστίας τους. Αν είστε απόλυτα αποφασισμένοι να αποκτήσετε κάτι, τίποτε δεν μπορεί να σας σταματήσει. Μόνον όταν εγκαταλείπετε την προσπάθεια υπογράφετε την ετυμηγορία εναντίον του εαυτού σας. Ο άνθρωπος της επιτυχίας δεν γνωρίζει τη λέξη «αδύνατο».

Πίστη είναι η απεριόριστη δύναμη του Θεού μέσα σας. Ο Θεός γνωρίζει μέσω της συνειδητότητάς Του ότι Αυτός δημιούργησε τα πάντα· πίστη λοιπόν σημαίνει γνώση και βεβαιότητα ότι είμαστε πλασμένοι κατ᾽ εικόνα του Θεού. Όταν είμαστε συντονισμένοι με τη συνειδητότητά Του μέσα μας, μπορούμε να δημιουργήσουμε ολόκληρους κόσμους. Να θυμάστε, πίσω από τη θέλησή σας βρίσκεται η παντοδύναμη θέληση του Θεού. Όταν έρχονται τα κύματα των δυσκολιών κι εσείς αρνείστε να εγκαταλείψετε τις προσπάθειες, παρά τα χτυπήματά τους· όταν ο νους σας εδραιωθεί αποφασιστικά στον Θεό, τότε θα δείτε τον Θεό να σας αποκρίνεται.

Ο Θεός, ως συμπαντική δόνηση, είναι ο Λόγος. Ο Θεός, ως Λόγος, ψιθυρίζει μέσω όλων των ατόμων και των μορίων. Υπάρχει μια μουσική που βγαίνει από το σύμπαν, την οποία οι πιστοί που διαλογίζονται βαθιά μπορούν να ακούσουν. Τώρα, αυτή τη στιγμή, ακούω τη φωνή Του. Ο Συμπαντικός Ήχος,[10] τον οποίο ακούτε κατά τον διαλογισμό είναι η φωνή του Θεού. Ο ήχος αυτός διαμορφώνεται σε μια γλώσσα που γίνεται κατανοητή σ' εσάς. Όταν ακούω το *Ομ* και περιστασιακά ζητώ από τον Θεό να μου πει κάτι, ο ήχος αυτός του *Ομ* μετατρέπεται σε αγγλική ή βεγγαλική γλώσσα και μου δίνει ακριβείς οδηγίες.

Ο Θεός μιλά επίσης στον άνθρωπο μέσω της διαίσθησής του. Αν μάθετε τον τρόπο να ακούτε[11] τη Συμπαντική Δόνηση, είναι πιο εύκολο να ακούσετε τη φωνή Του. Ακόμα κι αν απλώς προσεύχεστε στον Θεό μέσω του συμπαντικού αιθέρα, αν η θέλησή σας είναι επαρκώς ισχυρή, ο αιθέρας θα αποκριθεί με τη φωνή Του. Σας μιλά πάντα λέγοντας:

---

[10] Το *Ομ*, η συνειδητή, νοήμων συμπαντική δόνηση ή Άγιο Πνεύμα.

[11] Μέσω μιας συγκεκριμένης αρχαίας τεχνικής που διδάσκεται στα *Μαθήματα του Self-Realization Fellowship*. (Βλ. σελ. 52.)

«Φώναξέ Με, μίλησέ Μου από τα βάθη της καρδιάς σου, από τον πυρήνα της ύπαρξής σου, από τα τρίσβαθα της ψυχής σου, επίμονα, μεγαλειωδώς, αποφασιστικά, έχοντας πάρει την ακλόνητη απόφαση μέσα στην καρδιά σου ότι θα συνεχίσεις να Με καλείς άσχετα με το πόσες φορές δεν απαντώ. Αν ψιθυρίζεις ακατάπαυστα μέσα στην καρδιά σου προς Εμένα: "Σιωπηλέ Αγαπημένε μου, μίλησέ μου", θα έρθω σ' εσένα, πιστέ Μου».

Αν βιώσετε έστω και μια φορά αυτή την απόκριση, δεν θα νιώθετε πια ποτέ μακριά Του. Η θεϊκή εμπειρία θα μείνει για πάντα μέσα σας. Αυτή όμως η «μια φορά» είναι δύσκολο να επιτευχθεί επειδή δεν έχει πειστεί η καρδιά και ο νους. Η αμφιβολία υφέρπει μέσα μας λόγω των προγενέστερων υλιστικών πεποιθήσεών μας.

Ο Θεός Αποκρίνεται Στους Ψιθύρους της Καρδιάς των Αληθινών Πιστών

Ο Θεός απαντά σε κάθε άνθρωπο, ανεξάρτητα από την κοινωνική του τάξη, τη θρησκεία του ή το χρώμα του δέρματός του. Στα Βεγγαλικά υπάρχει μια παροιμία που λέει ότι αν καλέσετε με την ψυχή σας τον Θεό ως Θεϊκή Μητέρα, δεν μπορεί να παραμείνει σιωπηλός. Πρέπει να μιλήσει. Αυτό δεν είναι πράγματι υπέροχο;

Σκεφτείτε όλα όσα ήρθαν στον νου μου σήμερα και σας είπα. Δεν πρέπει ποτέ πια να αμφιβάλλετε ότι ο Θεός θα σας αποκριθεί, αν είστε συνεπείς και επίμονοι στις απαιτήσεις σας. «Και μιλούσε ο Κύριος στον Μωϋσή πρόσωπο με πρόσωπο, όπως μιλά ο άνθρωπος στον φίλο του».[12]

---

[12] Έξοδος ΛΓ:11.

ΓΙΑ ΤΟΝ ΣΥΓΓΡΑΦΕΑ

Ο Παραμαχάνσα Γιογκανάντα (1893–1952) θεωρείται ευρέως ως μία από τις εξέχουσες πνευματικές μορφές των καιρών μας. Γεννημένος στη βόρεια Ινδία, πήγε στις Ηνωμένες Πολιτείες το 1920, όπου για περισσότερα από τριάντα χρόνια δίδαξε την αρχαία επιστήμη του διαλογισμού της Ινδίας, καθώς και την τέχνη της ισορροπημένης πνευματικής ζωής. Μέσω της ιστορίας της ζωής του, της *Αυτοβιογραφίας Ενός Γιόγκι*, που έτυχε ευρείας και ενθουσιώδους απήχησης, καθώς και των πολυάριθμων άλλων βιβλίων του, εισήγαγε εκατομμύρια αναγνώστες στην αιώνια σοφία της Ανατολής. Κάτω από την καθοδήγηση μιας από τις πιο στενές μαθήτριές του, της Σρι Μριναλίνη Μάτα, το πνευματικό και ανθρωπιστικό έργο του συνεχίζεται από το Self-Realization Fellowship[1], τη διεθνή κοινότητα που ίδρυσε το 1920 για τη διάδοση των διδασκαλιών του σε όλο τον κόσμο.

---

[1] Επί λέξει, στα Ελληνικά, «Αδελφότητα της συνειδητοποίησης του Εαυτού» (πουθενά όμως δεν απαντάται μ' αυτό το μεταφρασμένο όνομα). Ο Παραμαχάνσα Γιογκανάντα εξήγησε ότι το όνομα Self-Realization Fellowship σημαίνει «Αδελφότητα με το Θεό μέσω συνειδητοποίησης του Εαυτού και φιλία με όλες τις ψυχές που αναζητούν την Αλήθεια». *(Σημείωση του Εκδότη)*

ΒΙΒΛΙΑ ΣΤΑ ΕΛΛΗΝΙΚΑ ΑΠΟ ΤΟΝ ΠΑΡΑΜΑΧΑΝΣΑ ΓΙΟΓΚΑΝΑΝΤΑ

Διαθέσιμα από τα ελληνικά βιβλιοπωλεία:

Αυτοβιογραφία Ενός Γιόγκι
Διαθέσιμη από τις εκδόσεις «Εστία»

Μέζντα
Διαθέσιμο από τις εκδόσεις «Κέδρος»

Διαθέσιμα απ' ευθείας από τον εκδότη:
Self-Realization Fellowship
3880 San Rafael Avenue • Los Angeles, California 90065-3219
Τηλ. (323) 225-2471 • Φαξ (323) 225-5088
www.yogananda-srf.org

Αυτοβιογραφία Ενός Γιόγκι
(νέα μετάφραση) (Autobiography of a Yogi)

Επιστημονικές Θεραπευτικές Διαβεβαιώσεις
(Scientific Healing Affirmations)

Ο Νόμος της Επιτυχίας
(The Law of Success)

Μέσα στο Ιερό της Ψυχής
(In the Sanctuary of the Soul)

Μεταφυσικοί Διαλογισμοί
(Metaphysical Medidations)

ΒΙΒΛΙΑ ΣΤΑ ΑΓΓΛΙΚΑ ΑΠΟ ΤΟΝ ΠΑΡΑΜΑΧΑΝΣΑ ΓΙΟΓΚΑΝΑΝΤΑ

———————————

Διαθέσιμα απ' ευθείας από τον εκδότη:
Self-Realization Fellowship
3880 San Rafael Avenue • Los Angeles, California 90065-3219
Τηλ. (323) 225-2471 • Φαξ (323) 225-5088
www.yogananda-srf.org

Autobiography of a Yogi

The Second Coming of Christ:
The Resurrection of the Christ Within You
Ένας αποκαλυπτικός σχολιασμός πάνω στις αυθεντικές διδασκαλίες του Ιησού.

God Talks with Arjuna; The Bhagavad Gita
Μια νέα μετάφραση και σχολιασμός.

Man's Eternal Quest
Ο πρώτος τόμος διαλέξεων και ανεπίσημων ομιλιών του Παραμαχάνσα Γιογκανάντα.

The Divine Romance
Ο δεύτερος τόμος διαλέξεων, ανεπίσημων ομιλιών και δοκιμίων του Παραμαχάνσα Γιογκανάντα.

Journey to Self-realization
Ο τρίτος τόμος διαλέξεων και ανεπίσημων ομιλιών του Παραμαχάνσα Γιογκανάντα.

Wine of the Mystic:
The Rubaiyat of Omar Khayyam —
A Spiritual Interpretation
Ένας εμπνευσμένος σχολιασμός που φέρνει στο φως
τη μυστικιστική επιστήμη της κοινωνίας με το Θεό
που είναι κρυμμένη πίσω από τα αινιγματικά λόγια
των Ρουμπαγιάτ.

Where There Is Light:
Insight and Inspiration for Meeting Life's Challenges

Whispers from Eternity
Μια συλλογή από τις προσευχές και θεϊκές εμπειρίες
του Παραμαχάνσα Γιογκανάντα στις εξυψωμένες κα-
ταστάσεις διαλογισμού.

The Science of Religion

The Yoga of the Bhagavad Gita:
An Introduction to India's Universal Science
of God-Realization

The Yoga of Jesus:
Understanding the Hidden Teachings of the Gospels

In the Sanctuary of the Soul:
A Guide to Effective Prayer

Inner Peace:
How to Be Calmly Active and Actively Calm

To Be Victorious in Life

Why God Permits Evil and How to Rise Above It

Living Fearlessly:
Bringing Out Your Inner Soul Strength

How You Can Talk With God

Metaphysical Meditations
Περισσότεροι από 300 διαλογισμοί, προσευχές, και διαβεβαιώσεις που εξυψώνουν πνευματικά.

Scientific Healing Affirmations
Εδώ ο Παραμαχάνσα Γιογκανάντα παρουσιάζει μια εμβριθή εξήγηση της επιστήμης της διαβεβαίωσης.

Sayings of Paramahansa Yogananda
Μια συλλογή λεγομένων και σοφών συμβουλών που μεταφέρει τις ειλικρινείς και γεμάτες αγάπη απαντή-σεις του Παραμαχάνσα Γιογκανάντα σ᾽ αυτούς που ζήτησαν την καθοδήγησή του.

Songs of the Soul
Μυστικιστική ποίηση από τον Παραμαχάνσα Γιογκανάντα.

The Law of Success
Εξηγεί δυναμικές θεμελιώδεις αρχές για να κατορθώ-νει κάποιος τους στόχους του στη ζωή.

Cosmic Chants
Λέξεις (στα Αγγλικά) και μουσική σε 60 τραγούδια αφο-σίωσης, με μια εισαγωγή που εξηγεί πώς ο πνευματικός ψαλμός μπορεί να οδηγήσει σε κοινωνία με το Θεό.

ΗΧΗΤΙΚΕΣ ΚΑΤΑΓΡΑΦΕΣ ΤΟΥ ΠΑΡΑΜΑΧΑΝΣΑ ΓΙΟΓΚΑΝΑΝΤΑ

Beholding the One in All

The Great Light of God

Songs of My Heart

To Make Heaven on Earth

Removing All Sorrow and Suffering

Follow the Path of Christ, Krishna, and the Masters

Awake in the Cosmic Dream

Be a Smile Millionaire

One Life Versus Reincarnation

In the Glory of the Spirit

Self-Realization: The Inner and the Outer Path

ΑΛΛΕΣ ΔΗΜΟΣΙΕΥΣΕΙΣ ΤΟΥ SELF-REALIZATION FELLOWSHIP

Ένας πλήρης κατάλογος που περιγράφει όλες τις δημοσιεύσεις και ηχητικές καταγραφές και DVD του Self-Realization Fellowship είναι διαθέσιμος μόλις το ζητήσετε.

The Holy Science
από τον Swami Sri Yukteswar

Only Love:
Living the Spiritual Life in a Changing World
από τη Sri Daya Mata

Finding the Joy Within You:
Personal Counsel for God-Centered Living
από τη Sri Daya Mata

God Alone:
The Life and Letters of a Saint
από τη Sri Gyanamata

"Mejda":
The Family and the Early Life of Paramahansa Yogananda
από τον Sananda Lal Ghosh

Self-Realization
ένα τριμηνιαίο περιοδικό που ίδρυσε ο Παραμαχάνσα Γιογκανάντα το 1925)

ΜΑΘΗΜΑΤΑ ΤΟΥ
SELF-REALIZATION FELLOWSHIP

Οι επιστημονικές τεχνικές διαλογισμού που δίδαξε ο Παραμαχάνσα Γιογκανάντα, συμπεριλαμβανομένης της Κρίγια Γιόγκα –καθώς και της καθοδήγησής του σε όλες τις πλευρές της ισορροπημένης πνευματικής ζωής– παρουσιάζονται στα μαθήματα του Self-Realization Fellowship. Για περισσότερες πληροφορίες, παρακαλούμε γράψτε μας να σας στείλουμε δωρεάν το φυλλάδιο "Undreamed-of Possibilities» που είναι διαθέσιμο στα Αγγλικά, στα Ισπανικά και στα Γερμανικά.

Self-Realization Fellowship
3880 San Rafael Avenue • Los Angeles, California 90065-3219
Τηλ. (323) 225-2471 • Φαξ (323) 225-5088
www.yogananda-srf.org